Manuel du coureur En Français / Runner's manual En Français:

Un guide complet pour vous lancer en tant que coureur ou joggeur

Table des matières

difficultés ou des dommages qui pourraient leur arriver après avoir pris les informations décrites ici.

En plus, les informations contenues dans les pages ont des raisons informatives uniquement et doivent donc être considérées comme universelles. Les informations présentées sont sans assurance quant à leur validité continue ou à leur qualité provisoire. Les marques de commerce mentionnées sont faites sans autorisation écrite et ne peuvent en aucun cas être considérées comme une approbation du titulaire de la marque

Introduction

Félicitations pour votre achat du *Manuel du coureur novice: un guide complet pour vous lancer en tant que coureur ou joggeur* et merci de l'avoir fait.

Les chapitres suivants discuteront de la façon dont vous pouvez commencer en tant que coureur ou jogger, et ils vous fourniront de nombreuses informations qui vous motiveront à sortir et à courir. Le livre commencera par expliquer comment le jogging peut transformer votre vie de bien plus de façons que vous ne le pensez. Il expliquera ensuite l'art de la course à pied et ce que vous devez faire pour vous assurer de devenir un grand coureur.

En poursuivant votre lecture, vous découvrirez des moyens de trouver du temps pour vos sessions de course à pied. Vous découvrirez les raisons pour lesquelles les scientifiques et les professionnels de la santé encouragent les gens à se lancer dans la course. Vous découvrirez également des moyens de devenir un meilleur coureur en dépassant vos limites et en établissant de nouveaux records pour vous-même.

Vous apprendrez à choisir la tenue appropriée pour vos sessions de course à pied, et vous découvrirez comment créer votre propre horaire en tant que coureur et comment apporter des améliorations progressives en tant que coureur. Vous découvrirez également pourquoi la nutrition est importante pour les coureurs et quels aliments vous devriez manger pour améliorer vos performances. Enfin, vous découvrirez des moyens de réduire vos chances de vous blesser, mais vous découvrirez également les blessures courantes chez les coureurs et les moyens de traiter et de gérer ces blessures.

Il existe de nombreux livres sur le marché sur la course à pied et le jogging, alors merci d'avoir choisi celui-ci. Nous avons tout mis en œuvre pour que ce livre regorge d'informations utiles qui vous aideront à réaliser de grandes choses en tant que coureur, alors profitez-en!

Chapitre 1: Comment la course à pied peut transformer votre vie

La course à pied est la forme d'entraînement la plus naturelle que vous puissiez entreprendre. C'est facile à faire et cela ne vous oblige pas à dépenser beaucoup d'argent pour acheter des équipements complexes ou payer un abonnement coûteux à une salle de sport. La course à pied est l'une des rares activités qui peuvent réellement influencer votre vie et la transformer pour le mieux.

Courir vous rendra beaucoup plus sain et améliorera votre qualité de vie pendant longtemps. En exécutant plusieurs fois par semaine, vous pouvez obtenir de nombreux avantages pour la santé. Ils disent qu'une pomme par jour éloignera le médecin, mais la vérité est que la course à pied peut faire un bien meilleur travail pour y parvenir.

Courir vous rendra plus heureux. Les scientifiques savent maintenant que la course à pied provoque certaines réactions chimiques qui éliminent les émotions négatives et les remplacent par des émotions positives. Nous examinerons l'explication scientifique de ce phénomène plus loin dans le livre, mais il convient de noter que la course à pied est un soulagement du stress pour lequel vous n'avez rien à payer.

Lorsque vous commencez à courir, vous transformez également votre personnage dans le processus. La course vous apprend à être plus responsable et à être plus méthodique dans votre approche de la plupart des choses de la vie. La course à pied est une activité intensive qui demande beaucoup de discipline, mais ceux qui la pratiquent et s'y tiennent acquièrent une compétence importante qui s'applique à d'autres aspects de leur vie. Lorsque vous apprenez à rendre compte de vos sessions de course à pied, vous devenez également plus responsable dans votre travail et dans votre vie personnelle.

La course vous apprend à être ambitieux. Lorsque vous commencerez à courir en tant que débutant, vous deviendrez plus en forme avec le temps et vous serez poussé à conquérir vos propres limites et à devenir un meilleur coureur. Cela aura pour effet d'améliorer votre estime de soi ainsi que votre confiance en votre propre capacité à accomplir beaucoup plus de choses. Avec chaque kilomètre que vous courez, vous serez plus convaincu que vous pouvez faire de plus grandes choses. En repoussant vos limites en tant que coureur, vous ressentirez également le besoin de faire de même avec tout le reste et cela vous aidera à réaliser des choses que vous n'auriez jamais imaginé pouvoir.

La course à pied vous aide également à devenir une meilleure version de vous-même. Une fois que vous aurez commencé à courir, vous ne serez plus celui qui passera d'innombrables heures à regarder des vidéos en ligne. Vous ne serez pas celui qui a peur des tâches physiquement pénibles. Vous serez le coureur qui défie ses propres limites chaque jour. Cet effet positif restera avec vous et vous transformera en une nouvelle personne, une personne qui conquiert toutes choses.

Courir fera de vous un optimiste. Au fur et à mesure que vous augmentez votre capacité à courir et que vous battez des records que vous vous êtes fixés, vous commencerez à avoir une vision plus positive des choses. Vous regarderez en arrière ce que vous pensiez ne pas pouvoir faire il y a quelques semaines et vous le comparerez à ce que vous avez fait, et vous vous rendrez compte que vous êtes capable de bien plus. Cet optimisme infectera d'autres aspects de votre vie. S'il y a un projet en cours que vous pensiez ne pas pouvoir gérer, vous allez maintenant commencer à penser que tout ce que vous avez à faire est de l'essayer. S'il y avait d'autres objectifs personnels que vous aviez peur de poursuivre, vous commencerez à les regarder d'un côté plus clair. Ce ne sera pas non plus un optimisme aveugle, car vos réalisations en tant que coureur vous serviront de preuve vivante que vous pouvez être bien meilleur que ce que vous pensiez au départ.

La course à pied changera également la façon dont les gens vous perçoivent. Après avoir couru pendant un certain temps, les gens commenceront à remarquer que vous êtes plus maigre, plus énergique, plus jovial et plus amical. La façon dont les gens vous perçoivent est importante car elle affecte la façon dont ils vous traitent. Vos collègues de travail commenceront à vous montrer plus de respect. Les membres de votre famille commenceront à avoir plus confiance en vous et, à la fin, tout le monde fera beaucoup plus confiance à votre jugement qu'avant.

Alors, ne manquez pas l'occasion de transformer votre vie. Continuez à lire et vous découvrirez tout ce que vous devez savoir pour devenir un grand coureur.

Chapitre 2: Courir est un art, traitez-le Comme un

La course à pied semble facile et cela nous vient naturellement à tous, mais si vous voulez le faire comme une activité physique régulière, vous devez le traiter comme une forme d'art. Cela signifie que vous devez être délibéré sur la façon dont vous courez et que vous devez être conscient de toutes les parties du corps impliquées dans le processus. C'est la meilleure façon de vous assurer de profiter de tous les avantages de la course à pied, notamment une augmentation de la force musculaire et une plus grande endurance cardiovasculaire. Les coureurs professionnels apprennent à adopter une approche artistique de la course à pied en prêtant attention à toutes les parties du corps et en s'assurant qu'elles sont correctement utilisées.

La course à pied implique de nombreuses parties du corps, notamment la tête, les épaules, les bras, les mains, le torse, les hanches, les genoux, les jambes et les pieds. Nous verrons comment chacune de ces parties du corps doit être positionnée ou utilisée lors des mouvements de course.

Comment positionner votre tête pendant la course

Il est facile de supposer que la course ne concerne que la moitié inférieure du corps, mais le fait est que si vous voulez maîtriser l'art de la course, vous devez évaluer tout le corps, de haut en bas, en commençant par la tête. Tout d'abord, lorsque vous courez, rappelez-vous que votre tête doit être droite et que vous devez regarder droit devant vous. Lorsque vous courez, vous allez naturellement vous fatiguer et vous serez tenté d'incliner votre menton vers le haut ou vers le bas. Vous devez garder à l'esprit la position de votre tête tout au long et vous devez vous rappeler de ne pas incliner la tête.

Si votre regard est concentré juste devant vous, vous pourrez maintenir la bonne posture, ce qui sera bon pour votre cou. Votre tête doit être alignée avec votre cou ainsi que votre colonne vertébrale. Lorsque vous commencez à courir, surtout lorsque vous allez vite, vous ressentirez naturellement l'envie de mettre votre tête légèrement en avant du reste du corps, ce qui ruinera l'alignement entre votre tête, votre cou et votre colonne vertébrale. Si vous voulez vérifier si votre tête est correctement positionnée pendant la course, essayez de faire un contrôle mental et voyez si vos oreilles sont parfaitement alignées avec votre épaule. Si ce n'est pas le cas, cela signifie que vous avez penché la tête plus en avant et que vous devez la repositionner.

Comment positionner vos épaules pendant que vous courez

Dans notre vie quotidienne, nous passons d'innombrables heures penché sur nos ordinateurs, téléphones ou bureaux, nous sommes donc habitués à placer nos épaules dans la mauvaise position. Lorsque vous faites du jogging, vous devez être attentif à la position de vos épaules. Au lieu de vous pencher, vous devriez ouvrir vos épaules. Essayez de tirer le dos, comme si vous essayez de rapprocher vos omoplates à l'arrière. Les coureurs sont invités à pousser leurs épaules en arrière et leur poitrine vers l'avant, car ce faisant, ils peuvent considérablement augmenter leur endurance et leur vitesse. Si vous courez dans une position voûtée, vous serez beaucoup plus lent et vous vous fatiguerez beaucoup plus tôt.

Ne bougez pas vos épaules de la même manière que vous bougez votre torse. Une erreur de nombreux coureurs d'armature est qu'ils essaient de déplacer chaque épaule avec sa jambe correspondante. Le mouvement correct de l'épaule doit être; si vous faites un pas en avant avec votre jambe gauche, votre épaule droite doit avancer, et donc votre épaule gauche doit être à l'arrière avec votre jambe droite. Le contraire est vrai lorsque vous avancez avec votre jambe droite. Ce concept semble un peu déroutant surtout lorsque vous le faites pour la première fois, mais avec un peu de pratique, vous pourrez le perfectionner.

Comment positionner vos bras pendant que vous courez

La position et les mouvements de vos bras peuvent avoir un impact important sur la vitesse à laquelle vous courez et la vitesse à laquelle vous vous fatiguez en courant. Si vous placez vos bras dans la mauvaise position, ils pourraient vous sembler lourds après un certain temps et vous ralentir. Si vous bougez vos bras dans le mauvais sens, ils pourraient ruiner votre équilibre et vous dépenserez beaucoup d'énergie à essayer de rétablir votre équilibre tout au long de la course, vous vous fatiguerez donc assez rapidement. Pour positionner correctement vos bras, assurez-vous que vos avant-bras sont à un angle de 90 degrés par rapport à votre torse. De plus, pendant que vous bougez, assurez-vous que le mouvement de vos bras est limité à la zone entre votre menton et vos hanches. Déplacer les bras du menton aux hanches aide à la propulsion du corps, ce qui peut vous aider à avancer beaucoup plus rapidement.

Vos bras ne doivent pas être dans une position large. En fait, vous devez garder vos coudes aussi près que possible du torse. De nombreux coureurs non entraînés ont tendance à faire pointer leurs coudes vers l'extérieur lorsqu'ils courent. C'est une mauvaise chose car cela signifie que vos bras seront en position croisée par rapport à votre corps, ce qui vous ralentira. En maintenant la bonne position du bras, vous pourrez obtenir l'élan dont vous avez besoin. Pour vous aider à garder vos bras dans la bonne position, vous devez vous entraîner en imaginant qu'il y a une ligne qui traverse le centre de votre corps et en essayant autant que possible d'empêcher vos mains de traverser cette ligne imaginaire.

Que faire avec vos mains en courant

Assurez-vous que vos mains sont détendues pendant que vous courez. Cela peut sembler mineur, mais c'est extrêmement important et cela peut faire une grande différence pour votre performance en tant que coureur. Vous voulez concentrer toute l'énergie de votre corps vers la course, et lorsque vous serrez vos mains, vous gaspillez une partie de cette énergie. Cette astuce est plus importante pour les athlètes professionnels que pour les débutants qui essaient de rester en forme. Si votre objectif principal est de brûler autant d'énergie que possible, cela ne vous sera peut-être pas très utile, mais si vous souhaitez participer à une course, par exemple un semi-marathon dans votre région, vous devez absolument le garder à l'esprit.

Afin de garder vos mains détendues, vous pouvez essayer d'imaginer que vous avez quelque chose de cassant entre votre index et votre annulaire, puis vous pouvez essayer de desserrer vos doigts afin de ne pas écraser ce que vous tenez. .

La forme correcte pour votre torse

Votre torse est extrêmement important lorsque vous courez car c'est votre source d'énergie. Lorsque nous sommes impliqués dans les activités les plus ardues, nous puisons dans notre cœur, qui est essentiellement la partie inférieure du torse. En course à pied, l'importance du noyau va au-delà d'être simplement la source de force. C'est également l'emplacement de votre centre de gravité. Ainsi, parmi toutes les parties du corps que nous aborderons dans ce chapitre, vous devriez faire de l'entraînement du torse l'une de vos plus hautes priorités si vous voulez embrasser pleinement l'art de la course.

Pour positionner correctement votre torse, vous devez toujours garder votre colonne vertébrale droite et vous devez essayer de l'allonger pendant que vous courez. Vous vous retrouverez naturellement à essayer de faire craquer votre colonne vertébrale, mais vous devez lutter contre cette envie. Lorsque votre colonne vertébrale est droite et allongée, vous pourrez profiter de l'énergie élastique qui est générée chaque fois que vous marchez sur le sol, et cela vous aidera à avancer beaucoup plus rapidement. Vous devriez également essayer de resserrer votre tronc pour pouvoir en tirer de la force et maintenir votre équilibre. Essayez autant que possible de canaliser la force du torse pendant que vous courez, au lieu d'utiliser uniquement la force de vos jambes.

Que faire avec vos hanches pendant que vous courez

Pendant la course, vous devez utiliser vos hanches pour vous pencher dans la course. Vous ne voulez pas garder vos hanches totalement droites, car cela peut réduire la longueur des pas que vous faites et cela peut vous ralentir. Se pencher en avant peut vous aider à courir plus vite, mais vous devez vous rappeler que la maigre doit émaner des hanches et non des épaules. Essentiellement, cela signifie que lorsque vous avancez en courant, les parties de votre corps de la tête au torse (c'est-à-dire les parties situées au-dessus des hanches) doivent être un peu en avant par rapport à la position des hanches. Cela vous donnera un espace pour utiliser vos hanches dans le cadre du Gluteus Maximus, et cela vous aidera à invoquer plus de puissance que vous pourrez ensuite canaliser dans chaque foulée que vous faites. Si vous penchez le haut de votre corps vers l'avant par rapport à la position des hanches et si vous utilisez la charnière de hanche pour vous pencher dans votre course, vous pourrez utiliser vos fessiers plus efficacement, ce qui peut faire une grande différence en termes de vitesse et l'endurance.

Comment positionner vos genoux pendant la course

Pendant que vous courez, vous devriez essayer de vous assurer que vos genoux sont alignés sur la partie médiane de vos pieds. L'idée est que chaque fois qu'un de vos pieds touche le trottoir, il doit être placé juste sous le genou. De plus, lorsque vous courez sur un itinéraire relativement plat, vous voulez éviter de lever les genoux près ou au-delà de l'angle de 90 degrés, car cela vous obligerait à dépenser beaucoup d'énergie (encore une fois, cela pourrait être acceptable si vous courez pour le fitness. mais vous devez utiliser la bonne forme si vous voulez maîtriser l'art de courir).

En courant, vous serez fatigué et vous serez tenté de vous balader au lieu de courir (le terme shuffling fait référence à une action où les gens courent en levant à peine les pieds du sol). Si vous vous retrouvez en train de bouger, vous devez essayer de lever les genoux un peu plus hauts. Cela garantira que vos pieds ne touchent pas le sol pendant un peu plus de temps, vous serez donc dans une meilleure position pour réaligner vos genoux sur la partie médiane de vos pieds. C'est une chose difficile à faire pendant que vous êtes fatigué, mais avec un peu d'entraînement, vous vous y habituerez. Vous devez également vous assurer que vos genoux restent directement devant vos hanches à chaque pas. Faites une note mentale pour éviter de plier les genoux ou de tourner les genoux vers l'intérieur.

Comment utiliser vos jambes en courant

Tout d'abord, il est important de comprendre que nous avons tous des façons différentes d'utiliser nos jambes en courant. Il serait erroné de supposer que le pas de chacun est le même. Cependant, tous les coureurs devraient essayer de rendre leurs tibias perpendiculaires au sol à chaque pas. Pour que le bas de la jambe touche le sol à angle droit, vous devez faire votre pas juste - si vous avez tendance à marcher avec votre talon, votre tibia sera à un angle vers l'avant par rapport au sol, et si vous avez tendance à marcher avec vos orteils, le tibia sera à l'angle arrière du sol. Dans tous les cas, ce ne sont pas les bonnes positions pour les coureurs. Ils vous rendront plus vulnérable aux blessures.

Si vos pieds atterrissent sur le sol alors que votre tibia est perpendiculaire, vous pourrez synchroniser le mouvement de toutes les articulations de vos jambes, et vous pourrez l'utiliser à votre avantage pour vous propulser plus loin. En atterrissant correctement vos pieds, vous permettrez à toutes vos 3 articulations de jambe de fonctionner en harmonie comme amortisseurs, et elles seront capables de créer suffisamment d'énergie pour booster votre prochaine étape.

Que faire de vos pieds

Vous pouvez utiliser vos pieds pour marcher sur le sol comme vous le souhaitez. Mais la chose importante à retenir est que vous devez les utiliser pour pousser sur le sol lorsque vous commencez la foulée suivante. N'utilisez pas simplement vos genoux pour soulever vos pieds du sol. Pousser avec vos pieds vous propulse plus loin.

Même s'il est acceptable de toucher le sol avec la partie du pied avec laquelle vous vous sentez le plus à l'aise, de nombreux experts conviennent que la plante du pied est la partie optimale pour toucher le sol en courant. C'est parce que c'est une pièce durcie avec moins d'os cassants et pas d'articulations directes qui pourraient être blessées. Cependant, si vous sentez que vous préférez toucher le sol avec d'autres parties de vos pieds, vous pouvez vous procurer des chaussures sûres qui vous protégeront des blessures.

Chapitre 3: Trouver le bon moment pour vos sessions de course

Vous avez peut-être envisagé de faire du jogging pendant un certain temps, mais vous avez toujours eu l'impression de ne pas trouver le bon moment pour le faire. Dans de nombreux cas, les vraies raisons pour lesquelles nous pensons toujours que nous sommes trop occupés pour faire de l'exercice sont que nous manquons de motivation pour commencer, nous avons peur de commencer quelque chose de nouveau, nous associons l'exercice à la douleur ou nous pensons que toute l'expérience a gagné " t être agréable. Le fait est que lorsque vous faites de quelque chose une priorité et que vous êtes convaincu que c'est extrêmement important, vous serez toujours en mesure de déplacer d'autres choses et de trouver le temps de le faire. Voici comment trouver le bon moment pour votre session de course à pied:

Rédigez un plan de course

Vous avez peut-être remarqué que lorsque vous mettez les choses par écrit, elles deviennent plus réelles et vous ressentez un besoin plus profond de les voir à travers. Si vous prévoyez de faire du jogging depuis un certain temps et que vous ne semblez jamais y arriver, vous pourrez peut-être vous donner un coup de pouce en notant quand et où vous avez l'intention de le faire. Vous pouvez l'écrire dans votre journal ou le programmer dans votre calendrier. Lorsque vous jetez un œil à votre emploi du temps pour ce jour particulier, et vous verrez qu'il y a un intervalle de temps fixe que vous avez alloué au jogging, et votre réaction naturelle sera de commencer à vous préparer mentalement pour cette session. Lorsque le moment de la session viendra enfin, vous serez plus susceptible de sortir pour un jogging. Si vous ne parvenez pas à le voir à travers, le fait que vous l'ayez manqué va-vous déranger, et vous allez ressentir le besoin de le rattraper. La planification de la session en cours est efficace car elle supprime toutes les excuses de l'équation, il n'y aura donc plus rien à cacher.

Passez moins de temps à regarder les écrans

De nombreuses études montrent que nous avons tendance à passer de nombreuses heures à regarder des vidéos, que ce soit à la télévision, sur nos ordinateurs ou sur nos smartphones. Une étude menée aux États-Unis a révélé que l'adulte moyen passe 6 heures à regarder des vidéos chaque jour! C'est vraiment beaucoup de temps. Maintenant, vous ne faites peut-être pas partie de ces personnes qui passent d'innombrables heures à regarder l'écran, mais il y a de fortes chances que vous passiez au moins deux heures tous les deux jours à regarder quelque chose. Si vous pouvez trouver le temps de regarder quoi que ce soit (à l'exception des nouvelles), alors vous pouvez certainement trouver du temps pour une course - tout ce que vous avez à faire est de sacrifier en regardant votre programme, et vous pouvez le faire en apprenant à pratiquer la gratification différée.

Intégrez la course à pied dans votre vie sociale

Une partie de la raison pour laquelle nous reportons constamment nos sessions de course à pied est que cela ronge nos plans sociaux. Personne ne veut sacrifier le temps qu'il passe avec ses amis pour courir. Mais qui dit que socialiser et courir doivent être des intérêts concurrents? Il est tout à fait possible de transformer vos sessions de course en événements sociaux. Pour commencer, vous pouvez convaincre certains de vos amis de faire du jogging pour qu'au lieu de mettre des calories ensemble au pub, vous puissiez les perdre ensemble sur la piste de course. Maintenant, lorsque vous demandez pour la première fois à vos amis d'abandonner les trucs amusants et de se mettre à courir à la place, cela pourrait vous rendre un peu impopulaire dans votre cercle social, mais il y a de fortes chances qu'eux aussi se débattent avec l'idée de commencer une séance d'entraînement, et vous serez peut-être surpris de constater que quelques disciples sont prêts à vous rejoindre tout de suite.

Faire de la course une habitude matinale

Si vous voulez faire de la course une habitude, vous aurez plus de facilité à le faire si vous le programmez dans le cadre de votre routine matinale. Se réveiller un peu plus tôt pour adapter une séance de course à pied à vos matins ne sera pas facile au début, mais vous vous y habituerez et vous pourrez même commencer à le faire en pilote automatique. Le fait est que les choses ont tendance à beaucoup changer au cours de la journée, il est donc plus facile pour vous de reporter une séance de course à pied si vous l'avez programmée pour l'après-midi ou pour la soirée. Lorsque vous placez votre session pour le matin, il n'y a presque aucune chance que quelque chose d'autre survienne et vous oblige à reporter. De plus, courir le matin est avantageux car cela booste votre énergie toute la journée et augmente vos performances et votre productivité.

Déléguez certaines de vos responsabilités

Assurez-vous que votre famille, votre partenaire ou vos colocataires comprennent que la course est vraiment importante pour vous et qu'ils doivent participer pour que votre plan fonctionne. Si vous avez des tâches à la maison qui vous empêchent de trouver le temps de faire du jogging, vous pouvez les déléguer à vos enfants (cela leur enseignera une certaine responsabilité et leur donnera la possibilité de gagner une allocation). Si vous êtes le patron au travail, demandez à certains de vos subalternes de vous couvrir pendant que vous prenez une heure de congé tous les deux jours pour faire une séance de course à pied.

Placez un tapis roulant devant le téléviseur

Si vous faites de votre mieux pour trouver le temps de courir mais que vous n'y parvenez pas, il peut être judicieux d'investir dans un tapis roulant. L'avantage d'avoir un tapis roulant est qu'il est très flexible. Vous pouvez l'utiliser à tout moment de la journée ou même au milieu de la nuit. Si vous constatez que vous ne parvenez pas à abandonner votre temps d'écran, il peut être possible d'intégrer votre séance de course à pied dans ce temps d'écran en plaçant un tapis roulant devant la télévision. Imaginez rentrer du travail tard dans la soirée après une journée où vous deviez vous rendre au bureau à l'aube. Le seul temps que vous avez, c'est cette heure que vous passez à rattraper les nouvelles du jour ou à regarder votre émission de fin de soirée préférée avant de vous coucher enfin. Si c'est tout ce que vous avez, vous pouvez toujours le faire fonctionner. Placez simplement votre tapis roulant devant votre téléviseur et courez tout en regardant votre programme.

Chapitre 4: Les avantages scientifiques du jogging

Il y a une raison pour laquelle vous continuez d'entendre les professionnels de la santé dire aux gens de courir plus souvent. Le jogging présente de nombreux avantages scientifiques. Ces avantages sont répartis dans toutes les facettes de votre vie. Vous courez peut-être principalement pour devenir plus en forme, mais sans le savoir, vous améliorez réellement votre vie de dizaines d'autres façons. Voici quelques-uns des avantages scientifiques les plus importants de la course à pied et du jogging:

La course à pied contribue à la perte de poids et à la réduction du risque d'obésité

Cet avantage est assez évident, mais il vaut la peine d'être mentionné: la course à pied peut vous aider à perdre du poids et réduire vos chances d'être obèse. Une personne qui pèse environ 200 livres peut brûler plus de 800 calories en courant pendant environ une heure. Cela signifie que si vous courez régulièrement, vous pourrez peut-être perdre quelques kilos par mois, ce qui pourrait être exactement ce dont vous avez besoin pour éviter l'obésité. Si vous combinez une alimentation saine, la course à pied et d'autres formes d'exercice, vous pourriez très bien perdre beaucoup de poids. La course à pied est avantageuse comme exercice de perte de poids, car elle a un taux de postcombustion élevé (c'est là que votre corps continue de brûler des calories même après que vous ayez fini de vous entraîner).

La course à pied augmente votre acuité mentale

Il existe de nombreuses preuves scientifiques qui montrent que la course à pied peut augmenter votre acuité mentale et améliorer les performances de votre cerveau. En fait, les gens qui font du jogging régulièrement ont tendance à avoir de meilleurs résultats que ceux qui ne font pas de tests de mémoire. Les neuroscientifiques estiment que la course à pied favorise en fait la génération de nouvelles cellules nerveuses, ce qui améliore la motricité et l'acuité mentale générale. Il est également prouvé que la course à pied peut aider à éviter les conditions qui causent le déclin de la mémoire et d'autres fonctions cérébrales. Si vous courez plus dans votre jeunesse, vous serez moins susceptible de contracter la maladie d'Alzheimer et la démence lorsque vous serez beaucoup plus âgé.

La course à pied peut aider à soulager le stress

Lorsque vous courez, votre corps produit des hormones de bien-être qui stimulent votre humeur et réduisent le stress et l'anxiété. Les endorphines sont connues pour soulager le stress et réduire le risque de migraines et de céphalées de tension. Lorsque vous courez, votre fréquence cardiaque augmente. Cette augmentation de la fréquence cardiaque a pour effet de réparer les parties du cerveau qui ont été affectées par des expériences stressantes. De plus, psychologiquement parlant, lorsque vous serez à court de nature, vous pourrez vous vider le cerveau, respirer de l'air frais et vous débarrasser de toute pensée stressante.

La course à pied est liée à une réduction du risque de cancer

Certaines recherches montrent que la course à pied peut réduire le risque de certaines formes de cancer. Des études ont indiqué que le jogging régulier (ou même la marche rapide) peut réduire le risque de cancer du sein d'environ 14%. De plus, il existe plus de 150 autres études qui montrent que le risque de divers types de cancer est réduit lorsque les gens se mettent à courir et à d'autres types d'exercices.

Courir vous protège des maladies cardiovasculaires

Vous avez probablement entendu parler de marathons de «course cardiaque», ou vous avez entendu le chirurgien général encourager les gens à courir plus pour réduire le risque de maladie cardiaque. Les maladies cardiovasculaires sont les principales causes de décès dans le monde entier, alors ne supposez pas que vous n'en serez pas affecté. Une étude récente a montré que les coureurs sont 45% moins susceptibles de mourir des suites de maladies cardiovasculaires. De plus, les personnes qui courent régulièrement, même pendant moins de dix minutes, peuvent réduire de moitié leur risque de maladies cardiovasculaires.

Courir augmente votre niveau de bonheur

Cela peut ne pas sembler le cas lorsque vous êtes au milieu d'une session de course intense, mais courir rend les gens plus heureux, et il existe des preuves scientifiques pour le prouver. Des études ont montré que l'exercice avait pour effet de soulager l'anxiété, de soulager la dépression et de réduire le stress, tout en dynamisant votre corps et en vous rendant plus jovial. Vous avez probablement entendu parler du terme «high runner». Cela fait référence à un sentiment d'euphorie qui survient en raison de la libération d'endorphines après avoir couru pendant un certain temps. Lorsque vous êtes confronté à toutes sortes de problèmes stressants, y compris des problèmes relationnels personnels, des problèmes au travail, etc., vous pourrez peut-être améliorer votre humeur et retrouver votre sang-froid si vous prenez le temps de courir.

La course à pied peut aider à réduire l'insomnie et d'autres problèmes liés au sommeil

Avez-vous du mal à vous endormir chaque nuit? Souffrez-vous d'autres problèmes liés au sommeil? Eh bien, selon les preuves scientifiques, la course à pied a pour effet de favoriser la qualité de votre sommeil. Premièrement, si vous courez pendant la journée, vous serez plus fatigué la nuit et vous aurez plus de facilité à vous endormir. Lorsque vous êtes énergisé pendant la journée pendant que vous vous entraînez, cette énergie a tendance à se dissiper au moment où vous vous couchez, de sorte que votre corps ressentira le besoin de se régénérer en se reposant. Si vous n'êtes pas revigoré pendant la journée, l'énergie accumulée sera toujours dans votre corps lorsque vous vous endormirez, ce qui pourrait être la cause de votre insomnie. Les problèmes de sommeil peuvent également être le résultat du stress, et comme la course à pied réduit le stress, elle pourrait également contribuer à un meilleur sommeil de manière indirecte.

Courir augmente votre espérance de vie

La course à pied est considérée comme l'un des moyens les plus efficaces d'augmenter votre durée de vie et d'aider à améliorer la qualité de vie que vous vivez. Il existe de nombreuses études qui témoignent de ce fait. Une étude de l'Université de Stanford a examiné des données couvrant deux décennies entières et a révélé que les personnes qui courent régulièrement vivent plus longtemps que celles qui ne le font pas. En fait, de toutes les personnes qui ont participé à cette étude, 80% de celles qui étaient des coureurs sont toujours en vie, alors que dans la catégorie des non-coureurs, ce n'est que 65% qui sont encore en vie. C'est une énorme différence que vous ne devez pas négliger. La prochaine fois que vous ferez du jogging, vous devriez vous rappeler que vous courez réellement pour votre vie.

Chapitre 5: Comment repousser ses limites et défier ses limites en tant que coureur

Comme toute autre activité de fitness que vous devez effectuer tous les jours, la course à pied peut devenir monotone et vous pouvez finir par rester coincé dans une ornière et ne pas vous améliorer ou repousser vos limites. Le fait est que beaucoup de gens adoptent la course à pied comme une activité et restent fidèles à leurs routines, pour constater que des semaines, voire des mois, ils n'ont pas amélioré leur vitesse ou leur endurance. C'est parce que, comme dans toute autre activité, nous pouvons également rester coincés dans nos zones de confort en tant que coureurs.

Pour grandir en tant que coureur, vous devez vous fixer des objectifs réalisables, et vous devez vous efforcer d'apporter des améliorations progressives par rapport à votre vitesse et votre endurance au fil des jours. Dans ce chapitre, nous discuterons des trucs et astuces qui peuvent vous aider à défier vos limites en tant que coureur afin que vous puissiez atteindre des niveaux plus élevés de forme physique.

Apprenez à rester positif pendant vos courses

Votre capacité à repousser vos propres limites dépend de votre attitude. Si vous avez une attitude positive, vous pourrez acquérir la force mentale nécessaire pour continuer même lorsque votre corps vous dit d'abandonner. Il existe de nombreux trucs et astuces qui sont utilisés par les athlètes professionnels et les personnes qui effectuent des activités physiques. Vous pouvez les essayer un par un, puis décider d'adopter ceux qui vous conviennent le mieux.

La première astuce consiste à utiliser des mantras et des affirmations positifs pendant que vous courez. Vous devez répéter une phrase dans votre tête pour rester motivé pendant toute la course. Le mantra que vous choisissez doit être court, positif et affirmatif. Vous pouvez utiliser des expressions telles que «oui, je peux» ou «continue». Vous pouvez personnaliser votre propre mantra en quelque chose que vous trouvez inspirant. Par exemple, vous pouvez prendre une section de votre citation préférée sur le travail acharné ou la persévérance et l'utiliser comme votre mantra. Vous devez coordonner vos chants de mantra avec votre rythme respiratoire afin qu'il agisse comme un tempo qui peut vous aider à vous rythme pendant que vous faites du jogging. Si vous courez depuis un certain temps, vous développerez naturellement une respiration rythmée. Essayez de répéter le mantra dans votre tête entre les respirations et faites un effort conscient pour vraiment croire en la prémisse de votre mantra. Avant de vous en rendre compte, vous courrez un peu plus longtemps ou un peu plus vite.

La deuxième astuce consiste à revoir des situations dans le passé où vous avez atteint certains objectifs grâce à un effort physique. Avez-vous de tels souvenirs que vous pouvez exploiter? Par exemple, si vous avez déjà fait partie d'une équipe sportive à l'école, essayez de vous rappeler des scénarios où vous avez vraiment dû vous dépenser pour remporter une sorte de victoire. Souvenez-vous à quel point cela a été difficile pour vous de le faire. Rappelez-vous à quel point vous avez été tenté d'arrêter. Rappelez-vous à quel point vous avez combattu l'envie de cesser de fumer. Enfin, rappelez-vous à quel point vous étiez heureux lorsque vous avez gagné. Si vous n'avez pas d'histoire sportive à exploiter, vous pouvez essayer d'utiliser des souvenirs d'autres types d'épreuves qui se sont transformés en victoires. Lorsque vous vous rappelez à quel point les victoires passées étaient douces, vous vous sentirez plus motivé pour continuer même lorsque les choses deviennent particulièrement difficiles. En fait, si vous êtes vraiment engagé dans cet exercice mental, vous pouvez même commencer à profiter de votre douleur! Vous vous rendrez compte qu'à chaque foulée douloureuse, vous êtes un pas de plus vers le goût sucré de la victoire.

La troisième astuce consiste à concentrer votre esprit sur les vraies raisons pour lesquelles vous courez en premier lieu. Pendant que vous courez et que vous essayez de surmonter la douleur, il est naturel que des pensées négatives commencent à surgir dans votre tête. Par exemple, vous commencerez à réfléchir à la sensation de douleur dans vos jambes et à combien votre poitrine vous brûle. Vous pouvez chasser ces pensées de votre esprit en vous concentrant sur les vraies raisons pour lesquelles vous courez en premier lieu. Courez-vous pour améliorer la santé de votre cœur afin de pouvoir vivre plus longtemps? Courez-vous parce que vous voulez vous mettre en forme pour impressionner quelqu'un que vous aimez? Courez-vous parce que vous êtes naturellement compétitif et que vous voulez montrer votre athlétisme? Peu importe si votre raison de courir est noble ou vaine. Le fait est qu'avant de commencer à courir, vous étiez convaincu que la douleur de courir est un compromis valable pour le gain que vous espériez. Le but de cet exercice mental est de vous rappeler cette conviction, de vous faire avancer vers votre objectif.

La musique est également connue pour motiver les gens et les inciter à continuer à courir même lorsqu'ils sont endoloris et fatigués. Avant de courir, vous pouvez créer une liste de lecture spéciale de chansons que vous trouvez particulièrement motivantes. Cela peut être les paroles ou le rythme de la chanson qui vous inspire - peu importe, du moment que c'est le genre de musique qui vous motive et vous inspire. Vous pouvez changer le type de chansons que vous écoutez pendant la course en fonction de l'objectif que vous essayez d'atteindre. Si vous voulez courir plus vite, des chansons optimistes peuvent vous aider à accélérer votre rythme. Si vous voulez courir plus longtemps (par exemple si vous vous entraînez pour un marathon), vous pouvez utiliser des chansons un peu lentes mais néanmoins inspirantes. Certaines personnes trouvent que les livres audio et les podcasts sont utiles lorsqu'ils courent sur de longues distances, vous pouvez donc les essayer pendant quelques sessions pour voir s'ils peuvent également fonctionner pour vous.

L'esprit humain est conçu pour rechercher des récompenses, vous pouvez donc utiliser cette pulsion innée pour inciter votre corps à dépasser ses limites. Avant de commencer à courir, vous devez décider qu'à la fin de la course, vous vous récompenserez d'une manière très spécifique. Votre récompense pourrait être tout ce que vous désirez vraiment. Peut-être que cela pourrait être une boisson énergisante froide, un bain rafraîchissant ou un bon petit-déjeuner. Lorsque la course devient difficile, vous devriez commencer à penser à cette récompense, et vous devriez considérer la course que vous faites comme un petit obstacle que vous devez surmonter pour obtenir cette récompense. Si vous êtes à court de nature, il est possible d'intégrer des récompenses dans l'itinéraire que vous empruntez. Par exemple, si vous montez une petite colline, vous pourriez penser à la vue panoramique depuis le sommet de la colline comme votre récompense.

Enfin, pour rester positif, vous pouvez demander l'aide d'autres coureurs. Vous pouvez trouver un partenaire de course avec qui vous entraîner et transformer vos séances de course en petites compétitions pour vous motiver mutuellement. Vous pouvez également rejoindre un plus grand groupe de coureurs et faire vos sessions ensemble. Il est facile d'abandonner ou de se limiter si vous courez seul, mais lorsque vous avez de la compagnie, vous ressentirez le besoin de vous pousser plus loin car personne ne veut paraître faible devant les autres. Si vous courez en groupe, tout le monde essaiera de suivre le rythme de tous les autres, et à la fin, vous vous ferez tous de meilleurs coureurs. N'oubliez pas que si vous voulez vraiment repousser vos limites, vous devez courir avec un groupe plus avancé que vous, pas un groupe à votre niveau.

Continuez à faire progresser votre routine et à la rendre plus difficile

Pour pouvoir repousser vos limites, vous devez constamment changer votre définition de votre capacité normale. Par exemple, si au début vous considérez une session de course normale pour vous comme étant de 3 miles de long, dans les semaines suivantes, à mesure que votre endurance et votre vitesse augmentent, vous devez redéfinir votre session de course standard. Vous ne pouvez pas vous pousser à continuer à vous améliorer si votre définition d'une base de référence ne change pas avec le temps. Votre philosophie ici devrait être que «le record d'aujourd'hui est la norme de demain».

Si vous souhaitez vous améliorer en tant que coureur, vous devez conserver des enregistrements de vos activités de course. Vous pouvez avoir un ordinateur portable spécial à cette fin, mais de nos jours, il existe tellement d'applications de fitness sur le marché et vous pouvez utiliser l'une d'entre elles pour conserver des enregistrements précis de vos activités de course. Assurez-vous de noter les dates, les distances que vous avez parcourues et vos temps de course. En gardant des registres, vous serez en mesure de dire si vous faites des améliorations, si vous stagnez ou si vous régressez. Vous serez alors en mesure d'identifier des moyens d'apporter des améliorations. Par exemple, si vous remarquez que vos vitesses sont plus faibles pendant certains jours de la semaine, découvrez pourquoi et essayez de trouver un moyen de rendre vos séances de course pendant ces jours plus productives.

Vous devez créer des objectifs raisonnables et réalisables. Regardez vos enregistrements du mois dernier et trouvez votre meilleure durée de fonctionnement pendant cette période. Maintenant, dans les semaines et les mois à venir, votre objectif principal sera de faire correspondre ou de battre ce temps. C'est un objectif raisonnable pour vous parce que vous savez pertinemment que vous pouvez courir aussi vite, et parce que vous comprenez qu'en vous exerçant un peu plus fort que par le passé, il ne serait pas trop difficile pour vous de battre le record. Les objectifs de course ne doivent pas nécessairement être centrés sur le timing. Vous pouvez essayer d'utiliser d'autres paramètres pour vous améliorer. Par exemple, si vous êtes capable de courir cinq miles par jour, vous pouvez définir un nouvel objectif dans lequel vous essayez de courir la même distance, mais le long d'un itinéraire plus vallonné que votre itinéraire habituel.

Tout objectif peut sembler insurmontable si vous le considérez comme une grande unité. Donc, vous devriez changer de perspective et essayer de diviser une longue course en une série de séries plus courtes. Par exemple, si vous partez sur une course de 10 miles, vous pouvez la considérer comme une course de cinq miles, suivie d'une course de 2 miles, puis de quelques courses de 1 mile et enfin de deux demi -mile court. Vous devez considérer votre course comme une série d'objectifs mineurs que vous devez accomplir en cours de route alors que vous vous dirigez vers un objectif beaucoup plus large. Mentalement, cela vous permet de vous sentir plus gérable à long terme, mais en tant que coureur, cela vous aide également à élaborer une stratégie. Par exemple, vous pouvez courir vite pendant certaines sections et ralentir pour reprendre votre souffle pendant d'autres. De cette façon, vous pourrez aller plus loin que vous ne le pensiez possible.

Vous pouvez également repousser vos limites en tant que coureur en apprenant à économiser de l'énergie pendant que vous courez. Au fur et à mesure que vous continuez à courir, vous remarquerez que vous rencontrez toujours un décalage lorsque vous atteignez un certain point. Cela signifie souvent que vous n'avez pas correctement réglementé la façon dont vous vous exercez pendant les quelques minutes qui ont précédé ce point. Lors des sessions en cours d'exécution suivantes, lorsque vous êtes sur le point d'atteindre ce point de retard, vous devez vous ralentir légèrement mais continuer à courir. Vous pourriez être surpris de constater qu'au lieu de rester à la traîne à votre point habituel, vous êtes capable de maintenir un rythme impressionnant sur une distance beaucoup plus longue.

Enfin, pour vous mettre au défi, vous devez changer les conditions dans lesquelles vous courez. Par exemple, si vous courez habituellement le matin, vous pouvez essayer de courir l'après-midi quand il fait légèrement plus chaud dehors. Si vous avez l'habitude de courir sur un chemin pavé, vous pouvez essayer de courir dans la nature. Il est possible de repousser vos limites et de défier vos limites simplement en rendant les conditions dans lesquelles vous courez un peu plus difficiles.

Chapitre 6: Comment sélectionner votre équipements de course

Lorsque vous investissez dans le bon type de train de roulement, vous aurez des sessions de course plus productives. C'est parce que le bon équipement peut rendre vos courses beaucoup plus confortables et plus sûres, et il peut améliorer vos performances sportives. De tous les équipements de course que vous achèterez, vos chaussures de course seront les plus importantes. Nous discuterons en détail de la manière de trouver les bonnes chaussures de course, puis nous verrons également comment vous pouvez sélectionner d'autres types de vêtements de course.

Choisir les bonnes chaussures de course

Vous êtes plus susceptible de vous blesser en courant si vous portez le mauvais type de chaussures. Vous devez sélectionner les bonnes chaussures en fonction de votre foulée. Si vous visitez un orthopédiste ou si vous allez dans un magasin de vêtements de sport professionnel, il peut être en mesure de déterminer le type de chaussure dont vous avez besoin, en fonction de la façon dont votre pied se prononce ou roule vers l'intérieur chaque fois que votre jambe touche le sol pendant que vous courez. . Si votre pied prônât trop ou s'il ne prônât pas assez, vous courez un plus grand risque de blessure. La chaussure que vous portez sera décidée après que le spécialiste examine votre foulée.

Même s'il y a des aspects techniques dans le choix d'une chaussure de course parfaite, il y a encore des choses que vous pouvez comprendre par vous-même sans avoir besoin de l'aide d'un professionnel. Par exemple, vous pouvez vous assurer que la partie supérieure de la chaussure que vous sélectionnez a la forme de vos pieds. Cette partie doit également être assez lisse lorsque vous la touchez. Le col de la cheville de votre chaussure (c'est-à-dire la partie supérieure de l'arrière de la chaussure) doit être bien rembourré pour qu'il offre un soutien à l'arrière de votre talon, et vous devez vous assurer qu'il n'expose pas cette partie de votre pied à une blessure. Le rembourrage au niveau du col de la cheville doit également être recouvert d'un matériau doux pour ne pas irriter votre tendon d'Achille pendant que vous courez.

The saddle of your shoes should also fit perfectly over your foot, and it should be able to secure the foot so that you don't feel as though it is slipping off while you are running. The toe box of your shoe shouldn't press too hard on your toes, but it should give your toes enough room to spread around and to flex in a natural way. Also, the toe box shouldn't press your toes together, either vertically or horizontally.

La semelle extérieure de votre chaussure déterminera le confort de vos courses et la durabilité de vos chaussures. Il doit être fait de matériaux très durables, de préférence du caoutchouc. Le matériau en question doit également vous fournir une traction suffisante pendant que vous courez.

La semelle intermédiaire de la chaussure est le matériau en mousse qui comble l'espace entre vos semelles extérieure et intérieure. Dans une chaussure de course appropriée, cette partie doit être très épaisse et avoir des propriétés d'absorption des chocs adéquates. Elle doit être plus épaisse au niveau du talon qu'à l'avant de la chaussure, et elle doit agir pour augmenter l'amorti, ainsi que la stabilité.

Une chaussure de course doit avoir une chute du talon aux orteils pour pouvoir supporter correctement votre poids et réduire le stress qui se produit dans les parties les plus faibles de votre pied. Enfin, vous devez vous procurer un grand nombre de chaussettes ou de chaussettes de haute qualité pour accompagner vos chaussures et vous assurer de les changer tous les jours.

Autres éléments dont vous aurez besoin pour vos sessions de course

Une fois que vous avez trouvé les bonnes chaussures, vous devez trouver d'autres équipements de course, y compris les vêtements que vous porterez et les accessoires dont vous aurez besoin pendant que vous courrez. Lorsqu'il s'agit de choisir les bons vêtements pour vos séances de course à pied, vous voulez vous assurer de porter des vêtements légers, confortables et adaptés aux conditions météorologiques. Vous n'avez pas besoin d'obtenir des vêtements chics et sophistiqués que vous voyez dans les films ou dans les publicités sportives. Tant que les vêtements que vous portez sont confortables et respirants, vous êtes prêt à partir. Ne vous habillez pas trop quand il fait chaud dehors et ne vous habillez pas légèrement quand il fait froid dehors. Essayez d'éviter de porter des pantalons trop serrés (sauf s'ils sont respirants) car ils peuvent vous rendre moins à l'aise lorsque vous courez. En dehors de cela, vous pouvez à peu près porter tout ce que vous voulez.

De nos jours, il existe de nombreux accessoires qui peuvent vous être utiles lorsque vous courez. De nombreux coureurs portent des moniteurs cardiaques pour diverses raisons. Si c'est médicalement important, votre médecin peut vous recommander d'emporter un moniteur cardiaque avec vous afin que vous puissiez suivre vos niveaux d'effort. Vous pouvez également apporter un moniteur cardiaque pour des raisons non médicales, surtout si vous aimez collecter beaucoup de données sur vos séances de course à pied.

Vous aurez peut-être également besoin d'une montre de course. Les montres de course ne sont pas si chères et elles n'ont pas besoin d'être sophistiquées non plus. Tant que vous pouvez jeter un coup d'œil à votre montre de temps en temps et savoir si vous vous en sortez bien en termes de chronométrage, votre montre remplira son rôle.

Certains coureurs aiment apporter des iPod ou des lecteurs mp3 pour pouvoir écouter de la musique ou des podcasts tout en courant. Si vous faites cela, assurez-vous de faire en sorte qu'il soit ancré d'une manière ou d'une autre afin de ne pas avoir à le tenir dans votre main. Le fait de porter des objets entre vos mains pendant que vous courez peut être gênant et affecter vos performances.

Vous pouvez également porter des lunettes de soleil pendant que vous courez pour protéger vos yeux des lumières vives, des rayons UV ou même de la poussière. Si vous choisissez de le faire, assurez-vous que vous obtenez le type de lunettes de soleil de sport qui sont attachées afin de ne pas avoir à les réajuster tout le temps.

Grâce aux nouvelles technologies, vous pouvez désormais profiter d'appareils tels que Fitbits pour surveiller de nombreux paramètres liés à votre course. Vous voudrez peut-être acheter de tels appareils, car ils vous permettront d'évaluer beaucoup plus facilement vos sessions de course et de déterminer les domaines à améliorer.

Chapitre 7: Comment les débutants devraient structurer une session de course d'une heure

En tant que débutant, avant de structurer votre séance de course d'une heure, vous devez d'abord évaluer votre niveau de condition physique de base. Les débutants varient dans leur capacité à courir parce qu'ils ont différents niveaux de forme physique, qui sont déterminés par le type d'activités qu'ils faisaient avant de commencer à courir. Si vous avez beaucoup travaillé avant de décider de commencer à courir, vous pourrez peut-être commencer à un niveau supérieur par rapport à quelqu'un qui vient de quitter le canapé pour la première fois.

Pour s'adapter aux différentes capacités des différents débutants, nous examinerons le programme d'entraînement d'une heure qui pourrait être utilisé par les débutants absolus, puis nous examinerons le calendrier qui pourrait être utilisé par les débutants qui ont déjà un niveau de forme physique considérable.

N'oubliez pas que ces horaires ne sont pas gravés dans le marbre - ils sont simplement censés servir de guide pour vous, ou une sorte de cadre sur lequel vous pouvez baser votre propre plan beaucoup plus personnalisé. À des fins de distinction, nous appellerons les débutants qui ne se sont pas entraînés «débutant absolu». Quant à ceux qui commencent à courir alors qu'ils sont déjà un peu en forme, nous les appellerons «débutants en forme».

Programme de formation pour les débutants absolus

Vous pouvez dire que vous êtes un débutant absolu si vous n'êtes pas capable de courir pendant dix minutes consécutives, à un rythme intermédiaire. Lorsqu'ils sont laissés à deviner quel type de débutants ils sont, beaucoup de gens supposent qu'ils sont en forme, car leur ego ne leur permet pas d'envisager la possibilité qu'ils soient des débutants absolus.

Nous vous recommandons de vous tester pour déterminer dans quelle catégorie vous appartenez. Sortez ou montez sur un tapis roulant et essayez de courir à un rythme intermédiaire pendant dix minutes consécutives. Si vous pouvez accomplir cela, alors vous devriez sauter cette partie et aller immédiatement à la section «ajustement pour les débutants» de ce chapitre. Cependant, si vous constatez que vous ne pouvez pas courir pendant 10 minutes, commencez par cette section.

Il n'y a pas de honte à admettre que vous êtes un débutant absolu. En fait, la meilleure façon pour vous d'apprendre est de commencer tout en bas du programme. Si vous surestimez vos capacités et que vous commencez avec un horaire trop avancé pour que vous puissiez le gérer, vous serez stressé tout le temps et vous serez peut-être tenté d'arrêter.

Donc, pour vous aider à créer votre propre horaire d'une heure, voici un exemple de la façon dont vous pouvez structurer une séance d'entraînement d'une heure pour les débutants absolus:

L'horaire devrait durer 4 semaines et chaque semaine devrait comporter 3 séances d'entraînement. Vous souhaitez espacer les 3 séances de course à pied tout au long de la semaine pour avoir une journée de repos entre chaque séance. Au début, vous ferez un plan «marcher et courir», qui consiste à alterner entre une marche rapide et quelques minutes de course.

Pour la première semaine, vous devriez commencer chaque session par un échauffement de base. Essayez de faire quelques sauts si vous le pouvez et essayez de faire du jogging sur place pendant un moment pour détendre vos muscles. Vous devez ensuite étirer tout votre corps pour réduire le risque de blessure. C'est important parce que les blessures sont très fréquentes chez les débutants, et cela peut être très décourageant si vous vous êtes blessé pendant votre première semaine en tant que coureur. Une fois les étirements terminés, vous devriez commencer votre séance par une marche rapide de dix minutes.

Après avoir marché pendant dix minutes, vous devez faire du jogging lentement pendant une minute complète, puis passer à la marche rapide pendant la minute suivante. Vous devriez continuer à répéter la minute de marche et la minute de jogging dans l'ordre alterné pendant la majeure partie du reste de votre séance jusqu'à ce que vous ayez à vous calmer.

Nous prévoyons que votre échauffement prendra cinq minutes, que vos étirements dureront dix minutes et que le reste de votre séance «course et marche» prendra environ 45 minutes. Vous devriez épargner les cinq dernières minutes de ces 45 minutes pour vous rafraîchir car, encore une fois, vous voulez réduire votre risque de blessure. Lorsque vous faites du jogging pendant une minute et marchez pendant la minute suivante, la minute de jogging sera votre entraînement et la minute de marche sera un repos (même si, étant donné le rythme rapide de la marche, cela servira à garder votre cœur taux sans vous fatiguer). L'intérêt de ce type d'ordonnancement est de tirer parti du modèle d'entraînement par intervalles.

Pendant la deuxième semaine d'entraînement, faites votre échauffement et vos étirements comme d'habitude, puis commencez par une marche de dix minutes comme vous l'avez fait la première semaine. Cependant, lorsque vous arrivez à la partie jogging, cette fois, vous devez le faire à intervalles de 2 minutes. Courez lentement pendant 2 minutes, puis marchez à un rythme rapide pendant les 2 minutes suivantes. Vous devez continuer à répéter les intervalles de 2 minutes jusqu'à ce que vous soyez épuisé ou jusqu'à ce que vous ayez terminé votre entraînement. N'oubliez pas de prévoir les 5 minutes à la fin de votre séance d'entraînement pour la récupération.

Au cours de la troisième semaine, vous devriez faire à peu près la même chose en ce qui concerne l'échauffement, les étirements et la récupération. Cependant, vous devez passer votre jogging à 3 minutes, tout en gardant vos pauses de marche à 2 minutes. Le but de ceci est de passer plus de temps à faire du jogging et moins de temps à marcher de manière progressive. Puisque vous êtes au tout début de votre entraînement de course à pied, il vous suffit d'aller aussi loin que vous le pouvez, et ce n'est pas grave si vous ne parvenez pas à terminer les séances au début.

Au cours de la quatrième semaine, tout ce que vous ferez avant et après la course reste le même, mais vous devez décaler vos intervalles à 5 minutes pour le jogging et 2 minutes pour la marche. Au fur et à mesure que vous vous améliorez, vous devriez continuer avec le même schéma pour voir jusqu'où vous pouvez aller. En fin de compte, votre objectif ultime sera de courir pendant toute la durée avec une seule pause de marche de 2 minutes au milieu de la séance de course à pied.

Une fois que vous avez terminé les quatre premières semaines de formation, vous devez continuer avec le reste des sessions, en suivant la même procédure. Lorsque vous arrivez à la session finale de ce programme d'entraînement (c'est-à-dire celle avec une seule pause de marche), vous devez faire cette session pendant une semaine, puis dans les semaines qui suivent, vous devriez essayer d'augmenter votre rythme de jogging en continu. Enfin, à mesure que vous vous sentez encore plus à l'aise, supprimez cette pause de 2 minutes et courez pendant 30 minutes sans avoir à vous arrêter. Dans ce cas, votre séance sera un échauffement de cinq minutes, dix minutes d'étirements, dix minutes de marche, 30 minutes de jogging et 5 minutes de récupération. Si vous pouvez le faire confortablement, votre formation de débutant absolu sera complète et vous pouvez maintenant passer dans la catégorie débutant en forme.

Programme d'entraînement pour les débutants en forme

Si vous vous êtes entraîné d'une autre manière, et si vous avez un niveau de forme physique considérable, pour commencer, vous pourrez peut-être commencer à courir à un niveau plus avancé que les débutants absolus, de sorte que votre horaire de course pourrait être plus rigoureux que celle de quelqu'un qui n'a pas du tout fait de sport.

Vous avez peut-être fait de la musculation au gymnase et vous avez acquis un niveau d'endurance considérable. Peut-être avez-vous fait du vélo le soir et le week-end, les muscles de vos jambes sont donc assez développés. Peut-être que vous nagez pour le plaisir plusieurs fois par semaine, votre système cardiovasculaire est donc fort. Quelle que soit l'activité physique dans laquelle vous avez été impliqué, vous pourriez être suffisamment en forme pour sauter le cours «débutant absolu». Vous devriez passer le test de fonctionnement de 10 minutes pour voir si vous êtes déjà capable de vous gérer vous-même. Si vous pouvez courir pendant dix minutes à un rythme intermédiaire sans vous épuiser complètement, vous êtes qualifié pour vous entraîner dans le cadre du programme de débutant en forme.

Tout comme le programme pour les débutants absolus, celui-ci implique également à la fois la course et la marche, mais comme il est plus intensif, il comprend également des périodes de repos. Les périodes de repos sont nécessaires pour réduire le risque de blessure et pour réduire la fatigue ainsi que le stress. Dans ce programme, vous vous entraînerez 6 jours sur 7 chaque semaine, et vous prendrez un jour pour récupérer. Cependant, il est important de noter que toutes les séances d'entraînement n'impliqueront pas la course à pied. En fait, au début du programme, il y a des jours où tout ce que vous avez à faire est de marcher.

Au cours de la première semaine, vous devriez commencer votre séance d'entraînement d'une heure le premier jour avec un échauffement de cinq à dix minutes, puis vous devriez passer dix minutes de plus à vous étirer. Une fois que vous avez terminé vos étirements, vous devriez courir pendant trente minutes. Pendant la première semaine, vous pouvez faire du jogging lentement pendant 30 minutes. Vous ne pouvez marcher que quelques minutes, en plein milieu de votre course (à partir de la marque des 14 minutes). Cependant, il est préférable d'avancer jusqu'à la fin des 30 minutes, même si vous devez le faire lentement.

Le deuxième jour de la première semaine, vous devriez commencer par l'échauffement et vous devriez vous étirer comme d'habitude, mais vous devriez ensuite marcher pendant le reste de la séance d'une heure. Vous remarquerez que par rapport au programme pour les débutants absolus, au lieu de sauter une journée entre les séances de course à pied, les débutants en forme doivent marcher pendant ces jours. Pour le reste de la première semaine, vous devez faire la course et la marche en alternance, sauf le jour où vous devez vous reposer.

Votre deuxième semaine d'entraînement sera exactement la même que la première semaine, sauf que vous pouvez essayer d'augmenter votre rythme de course si vous vous sentez plus à l'aise. Cependant, au cours de la troisième semaine de votre entraînement, vous devriez commencer à introduire un élément de distance dans votre horaire de course d'une heure. Au lieu de simplement courir pendant une période de temps spécifique (dans de nombreux cas 30 minutes), vous devriez essayer de courir sur une distance spécifique. Par exemple, au lieu de faire du jogging pendant 30 minutes, essayez de courir sur 2 miles.

Au fur et à mesure que vous commencez à intégrer ce changement dans votre programme de course, vous vous rendez compte qu'au début, vous passerez plus de temps à courir que l'heure que vous avez allouée à chaque session. Si vous avez un emploi du temps chargé après votre séance de course à pied, vous pouvez le raccourcir et garder une trace de la distance que vous n'avez pas pu parcourir. Continuez à essayer d'augmenter votre rythme à chaque séance suivante, jusqu'à ce que vous soyez en mesure de couvrir la distance requise au cours de votre séance d'entraînement. Si votre calendrier est ouvert pendant les heures qui suivent votre séance de course à pied, vous pouvez ajouter quelques minutes à votre séance et essayer de couvrir le reste de la distance. En tant que coureur, vous devez développer à la fois votre vitesse et votre endurance, vous ne devez donc pas vous concentrer uniquement sur l'un de ces aspects.

Pour rendre votre programme de formation d'une heure plus significatif, vous pouvez définir un objectif que vous devez atteindre lorsque vous avez terminé votre programme de formation. Par exemple, vous pouvez décider de vous inscrire à une course de 5 km 3 mois après le début de votre première séance d'entraînement, et vous pouvez travailler progressivement pour renforcer votre capacité de coureur afin de pouvoir atteindre cet objectif. En fait, de nombreux débutants ont constaté que s'entraîner vers un objectif spécifique les gardait plus motivés et concentrés, et augmentait leurs chances de devenir de grands coureurs.

Vous devez utiliser l'un ou l'autre des horaires dont nous avons discuté ici pour structurer vos propres sessions de formation d'une heure. Vous vous connaissez mieux que quiconque et vous savez quels objectifs vous avez en tête en tant que coureur, donc personne n'est mieux placé pour concevoir un programme de course pour débutants pour vous. Assurez-vous simplement que le programme que vous créez a des niveaux de difficulté incrémentiels et que, à mesure que vous le suivez, vous continuez à vous pousser et à vous mettre au défi d'être un meilleur coureur.

Chapitre 8: Exigences alimentaires des joggeurs novices

En tant que coureur, vous devez vous rappeler qu'une bonne alimentation est extrêmement importante étant donné que vous serez constamment engagé dans des activités physiquement épuisantes. Cela signifie que vous devez examiner attentivement l'effet que chaque aliment que vous incluez dans votre alimentation aura sur votre corps. Dans ce chapitre, nous discutons des exigences alimentaires que tous les coureurs débutants doivent garder à l'esprit.

Ce que vous devriez manger avant de courir

Vous devez bien alimenter votre corps avant de courir. Fondamentalement, vous devez compléter les réserves de glycogène de votre corps afin d'avoir suffisamment d'énergie pour votre course. Le type de nourriture que vous devriez manger avant la course dépend de la distance que vous prévoyez de parcourir pendant la séance de la journée. Si vous avez l'intention de faire une courte course, manger à l'avance n'est pas vraiment crucial. Cependant, si vous avez l'intention de faire une séance de course prolongée, vous voudrez peut-être vous assurer que vous disposez des réserves d'énergie nécessaires pour parcourir cette distance.

Si vous faites une course longue distance intensive l'estomac vide, cela pourrait avoir un effet négatif net sur votre forme physique, car votre corps pourrait commencer à se décomposer afin de créer l'énergie dont vous avez besoin pendant cet exercice. Avant une courte course, vous pouvez simplement prendre un fruit en sortant. Avoir une banane, une pomme ou une poignée de raisins peut suffire à vous donner un regain d'énergie pour une courte course. Si vous ne voulez pas manger de fruits, vous pouvez prendre une collation saine avant le court terme. Un morceau de pain grillé ou un seul muffin suffira. Alternativement, vous pouvez également manger la moitié d'une barre énergétique pour obtenir ce regain d'énergie.

Si vous partez pour une course plus longue, il est important de faire le plein d'aliments riches en glucides, car ces séances de course ont tendance à brûler beaucoup d'énergie. Cependant, assurez-vous que vous mangez des glucides complexes et non des glucides simples. Les sources courantes de glucides complexes comprennent les aliments à base de blé entier, les flocons d'avoine, etc. Vous voulez vous assurer que vous mangez des aliments qui ne sont pas trop raffinés car le processus de raffinage a tendance à éliminer les fibres. Vous avez besoin d'aliments riches en fibres pour les longues distances, car les fibres ont tendance à se décomposer beaucoup plus lentement, ce qui signifie que le glucose de la nourriture sera libéré dans votre circulation sanguine à un rythme lent mais constant, ce qui vous donnera suffisamment d'énergie pour vous soutenir pour la durée de la course.

Vous devriez également ajouter un peu de protéines et de graisses saines à votre repas pré-entraînement. Ils vous aideront à vous sentir plus rassasié et donc plus à l'aise pendant votre course. Cependant, ne le faites pas de manière excessive, car ces deux types d'aliments ont tendance à se décomposer assez lentement et ne vous seront pas d'une grande aide pendant votre séance de course (en termes de regain d'énergie). En fait, si vous mangez beaucoup d'aliments gras avant de courir, vous pourriez avoir des maux d'estomac, ce qui pourrait affecter vos performances.

Enfin, si vous mangez avant de courir, assurez-vous de le faire une heure ou au moins une demi-heure avant de commencer réellement votre exercice. Cela donnera à votre corps le temps dont il a besoin pour commencer à digérer ces aliments. Si vous mangez juste avant d'aller courir, votre corps redirigera de gros volumes de sang vers les intestins pour faciliter le processus de digestion, ce qui affectera vos performances en tant que coureur.

Devriez-vous manger ou boire en courant?

Si vous courez sur une courte distance, il n'est absolument pas nécessaire de manger ou de boire quoi que ce soit pendant la course. Cependant, si vous avez une session de longue durée, vous voudrez peut-être avoir un plan sur la façon de rester énergique et bien hydraté tout au long de la session. Vous pouvez transporter une bouteille d'eau dans un sac à dos afin de pouvoir prendre des gorgées d'eau lorsque vous sortez dans la nature. Si vous en ressentez le besoin, vous pouvez au préalable diluer un peu de glucose dans l'eau afin qu'elle puisse vous donner un peu d'énergie supplémentaire lors de votre course longue distance. Vous pouvez également apporter une bouteille de boisson riche en électrolytes si vous ne voulez pas boire d'eau. Certains coureurs apportent divers types de bonbons mous avec eux sur la course, mais si vous faites cela, vous devez faire attention à ne pas en abuser.

Que manger après avoir couru

Après avoir terminé votre séance de course à pied, vous devriez manger des aliments qui vous aideront à vous remettre de la course. Quel que soit le repas que vous choisissez, assurez-vous qu'il contient des glucides et des protéines. Les glucides aideront à recharger vos réserves de glycogène, qui seront épuisées, surtout si vous venez de terminer une séance de course longue distance. Les glucides sont digérés assez rapidement, ils vous aideront donc à remplir vos réserves d'énergie beaucoup plus rapidement. Les protéines, quant à elles, aideront à réparer les muscles qui pourraient avoir été endommagés ou en détresse pendant la course.

Ce qu'il faut inclure dans votre alimentation pendant la période d'entraînement

Une fois que vous avez commencé à vous entraîner, vous devez vous assurer d'avoir une alimentation bien équilibrée chaque jour. Vous devez également vous assurer que vous avez tous vos repas et que vous n'en sautez aucun. Vous voulez être capable de garder vos forces à tout moment, pas seulement lorsque vous êtes sur le point de sortir courir. C'est parce que le processus de course cause beaucoup de détresse au corps et que vos muscles sont toujours en mode réparation 24 heures sur 24, vous devez donc leur fournir les nutriments dont ils ont besoin pour se réparer et se développer. Afin de vous assurer que votre alimentation est bien équilibrée, vous devez toujours planifier vos repas à l'avance. Il est normal de prendre des suppléments si vous sentez qu'il y a des nutriments dont vous ne consommez pas suffisamment dans votre alimentation, mais rappelez-vous qu'il est toujours préférable de se procurer tous vos nutriments à partir de vrais aliments.

Chapitre 9: Comment devenir le meilleur coureur possible

Pour devenir le meilleur coureur que vous puissiez être, vous devez vous améliorer continuellement dans tous les domaines, y compris votre vitesse, votre discipline, votre endurance et votre efficacité. En fin de compte, il ne s'agit pas d'être plus rapide que les autres; il s'agit vraiment d'atteindre votre potentiel maximal en tant que coureur et de vivre en sachant que chaque fois que vous enfilez ces chaussures de course, vous lui donnez 100%. Voici quelques conseils importants à suivre si vous voulez devenir le meilleur coureur possible:

Étudiez des coureurs plus expérimentés

Vous ne pouvez pas être le meilleur de vous-même en tant que coureur si vous ne prenez pas le temps d'apprendre à le faire correctement, et l'un des meilleurs moyens pour vous d'apprendre à courir est d'étudier des coureurs accomplis. Y a-t-il un coureur professionnel que vous considérez comme votre modèle?

Bien sûr, vous n'essayez pas de participer aux Jeux olympiques, mais vous pouvez tout de même apprendre beaucoup de ceux qui sont les meilleurs en course. Si vous voulez être meilleur en course de fond, cherchez les bandes des vainqueurs du marathon et écoutez ce qu'ils disent sur leur travail, où ils trouvent la motivation et ce qu'ils considèrent comme leurs secrets de réussite.

Vous pouvez également regarder des cassettes de courses, de préférence celles avec des commentaires d'entraîneurs professionnels, pour en savoir plus sur les meilleures techniques utilisées par les coureurs au niveau professionnel. Si vous gardez un œil sur les athlètes qui réussissent à accomplir de grandes choses sur la piste, vos séances d'entraînement ne vous sembleront plus si insupportables et vous commencerez à croire que vous aussi pouvez être bien meilleur que ce que vous pensiez au départ. Cette croyance peut vous motiver et vous propulser vers de nouveaux sommets.

Soyez discipliné et délibéré dans votre pratique

Pour être le meilleur coureur que vous puissiez être, vous devez être discipliné et vous devez être très délibéré dans votre pratique. Vous devriez faire un programme de pratique et vous devriez le suivre religieusement. Peu importe ce qui se passe, ne sautez pas vos sessions de course. En fait, la seule chose qui devrait vous empêcher de courir devrait être une blessure (et même dans ce cas, vous ne devriez pas prendre trop de jours de congé).

Vous devez également vous préparer psychologiquement à courir dans des circonstances difficiles. S'il pleut pendant votre séance d'entraînement, ce n'est pas une excuse pour l'ignorer. Mettez un imperméable et frappez le trottoir. Vous ressentirez un sentiment d'accomplissement encore plus grand après cette séance. Si vous devez vous rendre dans une autre ville pour le travail, ou si vous devez partir en vacances, ce n'est pas une raison de sauter des séances de course à pied. Assurez-vous d'emporter vos chaussures de course et essayez de rechercher certains des meilleurs itinéraires de course lorsque vous arrivez à destination. Vous serez surpris de constater que vous êtes plus motivé pour courir à cause du changement de décor.

Inscrivez-vous aux concours

La meilleure façon de savoir si vous êtes proche de votre réel potentiel de coureur est de vous inscrire pour participer à quelques courses. Habituellement, vous pouvez vous inscrire à une course quelques mois avant l'événement proprement dit, et vous pouvez restructurer vos séances de course à pied et les transformer en séances d'entraînement pour la course à venir. Si vous avez débuté en tant que débutant et que vous courez depuis un certain temps, vous pouvez essayer de tester vos nouvelles capacités en tant que coureur en vous inscrivant à une course de 5 km. Si vous êtes un peu plus avancé, vous pouvez vous inscrire pour un 10 km ou même une course beaucoup plus longue. Vous ne vous inscrivez pas à ces courses parce que vous essayez de gagner, vous le faites parce que vous voulez juste avoir ce sentiment d'accomplissement lorsque vous franchissez enfin la ligne d'arrivée. Si vous participez effectivement à une course et que vous la terminez, vous serez plus confiant et plus motivé en tant que coureur.

Essayez des exercices de vitesse

Si vous vous êtes amélioré en termes de distance que vous parcourez pendant les séances de course à pied, vous pouvez devenir meilleur en changeant les choses de temps en temps et en essayant des exercices de vitesse. Si vous vivez dans une région avec un terrain vallonné, essayez de sprinter sur la colline en vous chronométrant. Faites-le au moins une fois par semaine. À chaque tentative ultérieure, votre objectif devrait être de battre votre précédent record. Vous devriez également essayer de courir sur une piste réelle et de chronométrer vous-même. En tant que coureur, il est important de continuer à défier vos propres meilleurs temps.

Vous devez savoir à quelle vitesse vous pouvez exécuter un seul tour sur la piste, combien de temps il vous faudrait pour courir un seul kilomètre ou à quelle vitesse votre sprint de 100 mètres est. Une façon de devenir un coureur plus rapide est d'essayer de courir avec un tempo. La meilleure façon de faire est d'utiliser un morceau optimiste pour définir ce tempo. Jouez une chanson rapide sur votre iPod et essayez de courir au rythme de cette chanson aussi longtemps que vous le pouvez. Plus vous pratiquez, plus votre vitesse s'améliorera.

Augmentez votre temps de pratique à mesure que vous gagnez en expérience

Si vous avez commencé avec des séances de course d'une heure et que vous trouvez que vous êtes à l'aise de courir pendant tout le temps tout en parcourant une distance considérable, vous devriez accélérer les choses en augmentant votre temps de pratique. Si vous continuez à grandir en tant que coureur, vous finirez par dépasser la session d'une heure et vous aurez besoin de plus de temps par session pour vraiment repousser vos limites. Si vous ne trouvez pas de temps supplémentaire pendant la semaine, vous pouvez essayer d'allonger vos séances le week-end afin de pouvoir vraiment explorer les limites extérieures de vos capacités de course.

Chapitre 10: Techniques d'évitement des blessures et de récupération que tout coureur devrait connaître

Étant une activité physique, la course à pied est intrinsèquement dangereuse, et donc, lorsque vous vous y prenez, vous devez faire tout ce qui est en votre pouvoir pour vous protéger des blessures. Cependant, malgré tous vos efforts, vous risquez de vous blesser en courant. Cela ne devrait pas vous décourager de devenir coureur. Les avantages de la course l'emportent de loin sur les risques, donc courir en vaut toujours la peine pour vous. Dans ce chapitre, nous discutons des mesures que vous pouvez prendre pour éviter les blessures, et au cas où vous seriez toujours blessé après avoir pris toutes les précautions, nous vous proposerons des techniques pour vous remettre d'une blessure.

Comment prévenir les blessures

La plupart des blessures liées à la course proviennent de problèmes de flexibilité. Pour augmenter votre flexibilité avant de courir, vous devez vous étirer. En fait, il est nécessaire de s'étirer quotidiennement, non seulement pour éviter les blessures, mais aussi pour améliorer vos performances. Lorsque vous commencez votre routine d'exercice, votre première activité devrait être un échauffement, puis elle devrait être suivie d'étirements. Lorsque vous vous étirez, vous devez suivre la bonne technique. Tout d'abord, vous devez éviter de vous précipiter pendant la séance d'étirement. Vous devez maintenir chaque position que vous prenez pendant votre étirement pendant au moins 30 secondes sans bouger.

Vous devez également vous échauffer avant de commencer à courir, et vous devez vous refroidir après avoir fini de courir. Les échauffements sont censés précéder les séances d'étirements (même s'il est acceptable de les mélanger avec deux). Vos séances d'échauffement devraient dépendre du type d'exercice de course à pied que vous avez l'intention d'effectuer. Si vous voulez courir vite, vous devez vous échauffer beaucoup plus longtemps. Lorsque vous vous échauffez, vous évacuez essentiellement des déchets tels que l'acide lactique de vos muscles, ce qui réduit les risques de douleurs musculaires.

L'une des principales raisons pour lesquelles les gens se blessent en courant est qu'ils manquent de force et d'endurance pour courir pendant des périodes prolongées. En d'autres termes, les débutants peuvent se blesser parce qu'ils ne sont pas assez athlétiques. Pour remédier à cela, vous devez compléter votre course avec un peu de musculation. Vous devez développer des muscles et améliorer votre niveau général d'athlétisme afin de vous rendre moins sujet aux blessures. À moins que vous n'amélioriez votre force physique générale, vos muscles se fatigueront assez rapidement et le résultat final sera une forte susceptibilité aux blessures et un temps de récupération plus long si les blessures se produisent réellement. Vous pouvez essayer de soulever des poids pour renforcer votre haut du corps. Il est également possible d'augmenter la force musculaire en courant sur des itinéraires difficiles.

Vous pouvez également réduire vos risques de blessures en buvant plus de liquides. Si vous courez alors que vous n'êtes pas correctement hydraté, vous courez le risque de subir un épuisement dû à la chaleur. Il est conseillé de boire de l'eau environ deux heures avant votre séance de course pour vous assurer que vous êtes bien hydraté au moment où vous commencez à courir. Pendant que vous courez, vous devriez emporter de l'eau avec vous afin de pouvoir en boire environ 7 onces toutes les 15 minutes environ. Assurez-vous également de boire beaucoup d'eau quelques heures après votre exercice. Lorsque vous buvez de l'eau, vous pouvez également avoir besoin d'un regain d'énergie, de sorte que vous pouvez diluer du glucose dans votre eau pour former une solution glucidique. Si vous avez accès à des boissons énergisantes riches en électrolytes, vous pouvez les remplacer par de l'eau (vous devez cependant être prudent lorsque vous choisissez des boissons énergisantes car certaines d'entre elles sont pleines de calories vides, ce qui pourrait annuler toute votre raison de faire de l'exercice. la première place).

Vous devez inclure les jours de repos dans votre programme d'entraînement. Même si vous essayez de maximiser les avantages pour la santé et la forme physique de votre séance de course à pied, il n'est pas judicieux de le faire tous les jours, car cela augmente vos chances de vous blesser. Lorsque vous commencez à courir, votre corps a besoin d'un certain temps pour s'adapter à l'activité, il serait donc préférable que vous sautiez quelques jours pour laisser le corps se remettre d'une exposition à des activités intenses. Si vous ressentez toujours le besoin de vous entraîner pendant les jours de repos, vous pouvez essayer d'autres activités de remise en forme telles que la musculation.

Vous devez également augmenter votre distance de course lentement afin que votre corps puisse mieux gérer le stress. Si vous faites des exercices intensifs en progression rapide, vos chances de vous blesser vont exploser. Ce que vous devez faire est de commencer petit, puis d'augmenter l'intensité de vos séances de course à mesure que le corps s'ajuste. La plupart des experts en fitness recommandent que la durée, la quantité et la difficulté des exercices de course que vous effectuez soient augmentés d'environ 7% chaque semaine (mais ils doivent être maintenus au même niveau pendant la durée de la semaine, pas augmentés. par un point de pourcentage chaque jour).

Vous pouvez également réduire vos chances de vous blesser en ayant le bon type de train roulant. Cela signifie que vous devez courir avec le bon type de chaussures. Il existe différents types de chaussures disponibles pour les personnes ayant différentes formes de pieds ainsi que des styles de course à pied, alors assurez-vous de savoir dans quelle catégorie vous appartenez. Si vous vous rendez dans un magasin de sport qui vend des chaussures pour les athlètes, ils pourront examiner vos pieds et vous dire exactement de quel type de chaussures vous avez besoin pour vous protéger des blessures.

Certaines personnes travaillent leurs fessiers pour réduire leurs chances de se blesser. D'autres font rouler leurs cuisses et leurs mollets en mousse pour atteindre le même objectif. Pourtant, d'autres travaillent leurs noyaux pour augmenter leurs niveaux généraux de stabilité, réduisant ainsi les risques de blessures. Si vous envisagez ces options et d'autres que nous n'avons pas mentionnées ici, ce n'est pas un problème, à condition que vous vous rappeliez de confirmer que la science derrière votre méthode de prévention des blessures est vraiment solide.

Enfin, pour éviter les blessures, vous devez écouter votre corps. Tout au long du livre, nous vous avons encouragé à surmonter la douleur lorsque vous courez afin d'étendre votre limite, mais ici nous allons vous dire d'apprendre la différence entre la douleur due à l'effort physique et le type de douleur qui indique que vous avez sur une blessure imminente. Si vous vous sentez sur le point de développer une blessure, vous devriez consulter votre médecin pour confirmer votre suspicion et vous devez suivre les instructions que le médecin vous donne afin de prévenir la blessure.

Comment se remettre de blessures

Malheureusement, vous pouvez toujours vous blesser même après avoir pris toutes les précautions nécessaires. Lorsque cela se produit, ce sera une expérience douloureuse et vous serez un peu frustré, en particulier si vous aviez un événement de course majeur à venir pour lequel vous vous prépariez. Cependant, vous ne devriez pas avoir peur de prendre du temps pour récupérer de votre blessure. Parfois, si vous décidez de repousser la blessure, cela peut aggraver la situation. Prendre un congé ne signifie pas que vous avez échoué en tant que coureur, cela signifie simplement que vous avez le bon sens de ne pas aggraver une blessure.

Vous devez vous rappeler que plus la période de récupération est longue, plus vous perdez de terrain, vous devriez donc essayer d'agir rapidement en utilisant des remèdes maison pour apaiser votre blessure. Cependant, si la douleur persiste, n'hésitez pas à consulter un physiothérapeute.

Lorsque vous prenez une pause de la course pour récupérer d'une blessure, vous pouvez maintenir votre niveau de forme physique en faisant un entraînement croisé. Vous pouvez également consulter votre physiothérapeute, et il pourrait vous recommander des activités que vous pourriez faire sans que votre blessure ne se déclenche. Si votre soignant vous donne l'autorisation, il pourrait être possible de remplacer la course à pied par d'autres activités cardio-vasculaires telles que le vélo ou la natation. Si vous vous entraînez en tant que coureur, l'une des meilleures activités pour vous pendant que vous vous remettez de la blessure serait le «jogging aquatique». Ce terme fait référence à un exercice où les participants «font du jogging» sous l'eau. Avec de tels exercices, n'appliquez pas suffisamment de pression sur la jambe pour agiter la blessure, mais vous serez en mesure de faire les heures d'exercice dont vous avez besoin pour maintenir votre niveau actuel de forme physique.

Le «genou du coureur» est l'une des blessures les plus courantes que vous pouvez rencontrer en tant que jogger. La blessure affecte souvent les athlètes professionnels dont les sports exigent beaucoup de course à pied, et elle est également courante pour les non-athlètes qui se mettent à courir à des fins de santé et de forme physique. Les chercheurs ont constaté que cette condition représentait plus de la moitié de tous les cas de blessures au genou chez les coureurs. Si vous souffrez de ce type de blessure, votre meilleur plan d'action serait de prendre rendez-vous avec votre physiothérapeute pour essayer de connaître l'étendue de la blessure. Vous pouvez savoir si vous avez le genou du coureur si vous ressentez des élancements de douleur, à l'extérieur ou à l'intérieur du genou lorsque vous démarrez votre séance de course à pied. Vous pouvez vous sentir bien pendant que vous poursuivez la séance, mais une fois que vous avez terminé, la douleur réapparaîtra. La douleur peut revenir quand vous vous y attendez le moins, surtout si vous vous asseyez pendant de longues périodes. Lorsque cela se produit, vous savez que le problème s'aggrave et vous seriez bien avisé de consulter un médecin.

Vous pouvez également subir des blessures liées aux ischio-jambiers. Les blessures liées aux ischio-jambiers surviennent souvent en raison de problèmes de force ou de flexibilité, vous pourrez donc peut-être éviter de telles blessures en faisant de la musculation ou en étirant le muscle avant de courir. Les ischio-jambiers constituent la plupart des muscles de la partie arrière de vos cuisses, et ces muscles sont responsables de la propulsion dans le processus de course. Les blessures aux ischio-jambiers peuvent guérir d'elles-mêmes, mais elles prennent beaucoup de temps pour le faire. Nous vous recommandons de vous reposer pendant un moment et de faire d'autres activités physiques pendant que vous permettez à la blessure de guérir. Cependant, vous devez être prudent et vous devez prendre note de l'étendue de la blessure afin de pouvoir dire si vous avez réellement besoin de soins médicaux professionnels. Si vous ressentez une tension constante ou une douleur à l'arrière de vos jambes pendant que vous courez et que vous êtes obligé de ralentir votre rythme pour tenter de soulager votre douleur, alors vous avez affaire à une blessure aux ischio-jambiers. Vous devriez consulter un physiothérapeute dès que possible avant que le problème ne s'aggrave.

Une autre blessure courante que subissent les coureurs est celle liée au tendon d'Achille. Ce tendon relie les principaux muscles de votre mollet à la partie arrière de votre talon. Si le tendon est un peu irrité ou s'il se resserre de façon inattendue, cela peut causer beaucoup de douleur à l'arrière du pied. La meilleure technique de récupération pour une personne souffrant de «tendinite d'Achille» est d'appliquer de la glace sur la zone touchée et de la laisser reposer pendant un moment. Cela fonctionne souvent pour apaiser la douleur, et pour la plupart des gens, cela suffit souvent. Cependant, si la douleur continue de revenir même lorsque vous ne courez pas à ce moment-là, vous devriez sérieusement envisager de consulter un physiothérapeute.

Vous pouvez également subir des blessures de course appelées «fasciite plantaire». Ces types de blessures impliquent de légères déchirures et un peu d'inflammation sur les ligaments et les tendons du pied. Les blessures se présentent souvent sous la forme de douleurs sourdes accompagnées d'ecchymoses sur les talons ou les voûtes des pieds. Le repos peut soulager la douleur d'une telle blessure, mais vous devez la surveiller pour savoir si elle s'intensifie. Si vous ressentez des douleurs aux pieds tôt le matin en descendant du lit, sachez qu'il est temps de consulter un physiothérapeute.

Vous pourriez également subir des blessures dues à des conditions telles que le syndrome de la bande IT, les attelles de tibia et les fractures de stress, pour toutes ces blessures, la glace peut être un excellent remède pour apaiser temporairement la douleur, mais dans tous les cas, vous devez consulter un médecin si le la douleur ne semble pas diminuer au moins quelques heures après la fin de votre séance de course à pied.

Conclusion

Merci de vous être rendu à la fin du *Manuel du coureur novice: un guide complet pour vous lancer en tant que coureur ou joggeur.* Espérons que les connaissances que vous avez acquises en lisant ce livre vous fourniront les outils nécessaires pour devenir un excellent coureur ou jogger, et vous aideront à atteindre tous vos objectifs de mise en forme.

La prochaine étape consiste à sortir et à courir. Cela va être difficile au début, mais vous devriez travailler dur pour surmonter cette hésitation initiale. Une fois que vous aurez appris à vous pousser fort et à surmonter la douleur en utilisant les astuces que vous avez apprises dans ce livre, vous commencerez à voir les avantages de la course à pied et vous commencerez à récolter les fruits de votre travail.

Les plus grands coureurs du monde ont commencé quelque part. Donc, si vous êtes un débutant aujourd'hui et si vous avez du mal à trouver la motivation et la force de commencer, vous ne devriez pas désespérer. Peu importe à quel point les choses deviennent difficiles, vous devez savoir que la douleur et la difficulté sont ce qui produit tous les avantages que vous avez lus dans ce livre. Vous avez vu que votre vie pouvait être transformée grâce à la course à pied, et vous avez découvert que la course pouvait aussi préserver votre santé ou même vous sauver la vie. Lorsque les choses se compliquent, vous ne devriez pas perdre de vue pourquoi vous courez en premier lieu et vers quoi vous travaillez.

Vous devez également vous rappeler de continuer à grandir en tant que coureur. Ne restez pas stagnant. Si vous avez atteint un certain objectif de mise en forme en courant, ne pensez pas que ce soit la fin. Vous devez vous fixer de nouveaux objectifs et commencer à y travailler. Chaque jour, vous devriez travailler pour battre vos propres records. Essayez de courir plus vite, essayez de courir plus longtemps. N'arrêtez jamais de grandir et de vous améliorer.

Alors que vous transformez votre vie en courant ou en faisant du jogging, ne le faites pas seul. Vous devriez essayer d'amener les autres avec vous à travers cette transformation. Si vous avez des amis qui, selon vous, pourraient bénéficier du jogging, apprenez-leur ce que vous savez et essayez de travailler avec eux pour les aider à arriver là où vous êtes. Vous avez appris dans le livre que lorsque vous courez avec les autres, vous pouvez vous défier et vous pouvez tous devenir de meilleurs coureurs.

La course à pied est une activité amusante, et plus vous en faites, mieux vous apprendrez à en profiter. Même si vous n'êtes pas médaillé d'or olympique, vous devriez apprendre à chérir toutes vos réalisations en tant que coureur.

www.ingramcontent.com/pod-product-compliance
Lightning Source LLC
Chambersburg PA
CBHW061522250726
48657CB00005B/2028